BEI GRIN MACHT SICH IHR WISSEN BEZAHLT

AF140757

- Wir veröffentlichen Ihre Hausarbeit, Bachelor- und Masterarbeit

- Ihr eigenes eBook und Buch - weltweit in allen wichtigen Shops

- Verdienen Sie an jedem Verkauf

Jetzt bei www.GRIN.com hochladen und kostenlos publizieren

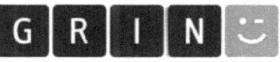

Bibliografische Information der Deutschen Nationalbibliothek:

Die Deutsche Bibliothek verzeichnet diese Publikation in der Deutschen National-
bibliografie; detaillierte bibliografische Daten sind im Internet über http://dnb.d-
nb.de/ abrufbar.

Dieses Werk sowie alle darin enthaltenen einzelnen Beiträge und Abbildungen
sind urheberrechtlich geschützt. Jede Verwertung, die nicht ausdrücklich vom
Urheberrechtsschutz zugelassen ist, bedarf der vorherigen Zustimmung des Verla-
ges. Das gilt insbesondere für Vervielfältigungen, Bearbeitungen, Übersetzungen,
Mikroverfilmungen, Auswertungen durch Datenbanken und für die Einspeicherung
und Verarbeitung in elektronische Systeme. Alle Rechte, auch die des auszugsweisen
Nachdrucks, der fotomechanischen Wiedergabe (einschließlich Mikrokopie) sowie
der Auswertung durch Datenbanken oder ähnliche Einrichtungen, vorbehalten.

Impressum:

Copyright © 2016 GRIN Verlag, Open Publishing GmbH
Druck und Bindung: Books on Demand GmbH, Norderstedt Germany
ISBN: 9783668366220

Dieses Buch bei GRIN:

http://www.grin.com/de/e-book/347117/soziale-medizin-und-hiv-aufgaben-der-
sozialmedizin-im-umgang-mit-der-krankheit

Anonym

Soziale Medizin und HIV. Aufgaben der Sozialmedizin im Umgang mit der Krankheit

GRIN Verlag

GRIN - Your knowledge has value

Der GRIN Verlag publiziert seit 1998 wissenschaftliche Arbeiten von Studenten, Hochschullehrern und anderen Akademikern als eBook und gedrucktes Buch. Die Verlagswebsite www.grin.com ist die ideale Plattform zur Veröffentlichung von Hausarbeiten, Abschlussarbeiten, wissenschaftlichen Aufsätzen, Dissertationen und Fachbüchern.

Besuchen Sie uns im Internet:

http://www.grin.com/

http://www.facebook.com/grincom

http://www.twitter.com/grin_com

Inhalt

Soziale Medizin und HIV

1. Einleitung

So sehr HIV und AIDS als Begriffe auch eine geraume Zeit in jeder Munde waren, geriet diese Thematik im Laufe der Jahre langsam immer mehr in den Hintergrund. Andere Krankheiten, Katastrophen, politische Geschehnisse liefen dieser Geißel der Menschheit den Rang in der Öffentlichkeit ab. Berührungsängste wichen stetig vermehrter Aufklärung, Vorurteile konnten relativiert werden und schon fast könnte der Eindruck entstehen, diese schreckliche Krankheit gehöre nun einfach ‚zur Tagesordnung' bei der Gattung Mensch.

Die Öffentlichkeit hat sich anderen Themen zugewandt, doch liegt dies schlicht auch in der menschlichen Natur. Nichtsdestotrotz sind HIV und AIDS natürlich in der Forschung und der Medizin ein großes Thema und auch haben Erkrankte trotz diverser Fortschritte in der Forschung mit vielen Problemen zu kämpfen. Die gesundheitlichen Beschwerden liegen dabei auf der Hand, was die Allgemeinheit oftmals jedoch nicht wirklich wahrnimmt, sind die sozialen, bürokratischen und ‚organisatorischen' Beschwernisse erkrankter Menschen.

Wo nicht selten an diesem Virus Erkrankte relativ auf sich gestellt sind in Sachen soziales Umfeld, greift der Staat. Die soziale Arbeit sei nebenrangig an dieser Stelle genannt, vorrangig soll der Bereich der sozialen Medizin in Zusammenhang mit dieser Krankheit aufgezeigt werden.

In Sachen sozialer Arbeit ist hinlänglich bekannt, dass Städte, Kommunen und Beratungsstellen für alles Mögliche existieren, so natürlich auch im Speziellen für dieses Terrain.

Es wird Aufklärung geleistet – doch dies ist bei Weitem nicht alles, womit sich die soziale Arbeit und soziale Medizin in Sachen HIV auseinandersetzen muss. Auch diese Punkte werden im Laufe der folgenden Seiten aufgeführt und eingehender beleuchtet.

Neben Anlaufstellen für Aufklärung beschäftigt sich die soziale Medizin auch mit der Betreuung Erkrankter, Hilfe für Angehörige und muss sich mit weiteren ‚Nebenkriegsschauplätzen' herumschlagen – doch auch hierzu später.

Ebenso ist die soziale Medizin gefragt, wenn es sich um das Anteilnehmen am sozialen Leben, dem Arbeitsalltag et cetera für den Betroffenen handelt.

HIV bedeutet nicht nur für den Betroffenen ein immenses Maß an Belastung. Neben dem Umgang mit den Beschwerden, mitunter mühseligen Behandlungen darf weder der seelische Leidensdruck dieser Menschen vergessen werden, noch folgende Tatsache:

Nach wie vor müssen diese Menschen den Grundstock ihres Lebens meistern. Einkäufe erledigen, haben ein Mehr an Terminen hinter sich zu bringen, sich schlicht und ergreifend um eine Menge mehr Dinge zu kümmern als Gesunde.

Besonders in der Anfangszeit der Diagnose beginnt sozusagen der Auftakt in eine neue Lebensführung, Prioritäten verschieben sich und der Betroffene muss den Umgang mit allerlei neuen Aspekten lernen. An wen wendet sich ein Betroffener, wenn? Wie sind die gesetzlichen Vorgaben in der Arbeitswelt? Welche Auflagen hat ein Erkrankter zu erfüllen, will und kann er (noch) am Arbeitsleben teilnehmen?

Die soziale Medizin hat hier die Aufgabe, Menschen durch diesen Umbruch zu führen und Ratschläge für entsprechende Hilfe und Anlaufstellen zu geben – doch steht dahinter noch ein weiterer, immens wichtiger Punkt:

Das Erstellen von Gutachten für den Rentenversicherungsträger. Sozialmediziner können also in den verschiedensten Bereichen tätig sein. In der Aufklärung, direkter Hilfe oder eben von der Kasse bestellt. Auch psychischer Beistand muss nicht selten geleistet werden, was ebenso auf der Hand liegt, betrachtet man die enorme Belastung der kranken Person.

Im ersten Teil soll nun auf die Themen HIV und AIDS genauer eingegangen und auch die belastende Situation für mittelbar und unmittelbar Betroffene aufgezeigt werden. Im nächsten Teil wird sich der sozialen Medizin und ihren Aufgaben gewidmet. Dabei ist natürlich anzumerken, dass die Mitwirkung von Sozialmedizinern an sozialer Arbeit eher einen Randbereich darstellt, dem diese sich widmen (können).

Erst wird der Wirkungsbereich im Allgemeinen aufgezeigt, dann im Speziellen hinsichtlich der thematisierten Erkrankung.

Wie bereits angemerkt soll ebenso verdeutlicht werden, dass auf die soziale Medizin durch andere Punkte wie etwa den globalen Wandel zusätzliche Herausforderungen zukommen bzw. bereits zugekommen sind.

Abschließend wird auf die Frage eingegangen, ob der Umfang und die Ressourcen der sozialen Medizin ausreichen, den dargestellten Herausforderungen gerecht zu werden. Dazu ist es nötig, aufzuzeigen, wie dieser Berufskreis vorgehen muss, um an gesicherte Ergebnisse zu gelangen.

2. HIV

2.1. Ein Einblick in die Krankheit

HIV ist die Abkürzung für Humane Immundefizient-Virus und beschreibt einen Virus, der Immunschwäche bei Menschen bewirkt. Dabei wird das das HIV zu den Retroviren gezählt und an sich richtet dieser Virus noch keinen wirklichen Schaden an. Wird der Virus jedoch nicht behandelt, auch wenn er stillstehend agiert, führt er zum Ausbruch von AIDS. Seit Beginn der ´80er Jahre wurde das Virus immer verbreiteter, allerdings kann seit Ende der Neunziger auch Rückgang der Neuerkrankungen verzeichnet werden.

Es wird zwischen HIV-Typ 1 und 2 unterschieden, diese beiden Formen sind der heutigen Medizin und Forschung bislang bekannt. Von HIV-Typ 1 wurde zum ersten Mal durch das Pariser Institut Pasteur berichtet (Barré-Sinoussi und Chermann).

Auch der Wissenschaftler Robert Gallo stieß, mehr durch Zufall, auf einen Virus, der eine Immunschwäche, AIDS, auszulösen in der Lage ist (Gallo).

Mitte der 1980er Jahre entdeckte die Medizin eine weitere Form des HI-Virus, als Typ 2 bezeichnet. Es sollte knappe zwanzig Jahre dauern, bis der Mensch diesem Virus exakter auf die Spur kommen sollte und seinen Ursprung bei Schimpansen erforschte.

Bei Untersuchungen wurde festgestellt, dass die Ausscheidungen einiger Affen Anti-Körper gegen den SIV aufwiesen.

SIV ist der Terminus für die ‚Affen-Variante' des HI-Virus. Den schlussendlichen Ursprung stellt diese Erkenntnis jedoch auch nicht dar, infizierten sich die Affen bzw. Schimpansen doch Vermutungen der Wissenschaft zufolge im westafrikanischen Teil der Welt mit diesem Virus oder einem Vorläufer davon.

So mutierte bei infizierten Menschen im 20. Jahrhundert der SIV zum HI-Virus, der AIDS auslöst. Ungewöhnlich ist dabei, dass das Virus sich nicht an die ‚Ketten der Arten' hält, sondern Arten übersprungen hat. So griff dieser Virus vom Affen auf den Menschenaffen und so auf den Menschen über. Wie allerdings die Übertragung auf den Menschen möglich war, ist nach wie vor ungeklärt. Eine Vermutung ist die Nahrungsaufnahme durch erjagte Affen.

Des Weiteren existiert die Vermutung, dass die Übertragung auf den Menschen durch die Schluckimpfung stattgefunden hat, für deren Wirkstoff im Belgisch-Kongo Schimpansennieren zur Streckung verwendet wurden. So könnte das Virus in die menschliche Zivilisation gelangt und vom SIV zum HIV mutiert sein (Hooper).

Einig ist sich die Wissenschaft nicht, vieles spricht für jede der beiden Thesen, doch auch genug dagegen. Untersuchungen des Impfstoffes zur Schluckimpfung wiesen zum Beispiel keinerlei Virenbefall auf.

Die Vermehrung des Virus´ soll nach Erkenntnissen von Afrika über Haiti in die Vereinigten Staaten gelangt sein. Diese Annahme beruht auf der Erkenntnis, dass bereits vor 1960 HIV im afrikanischen Teil der Welt aufgetreten war (Lehnen-Beyel).

Beide Typen des HI-Virus können in weitere Subtypen unterteilt werden, dabei scheint es auffällig, dass Typ 1 mit dem Subtyp B der Gruppe B insbesondere unter Drogenkonsumenten, die ‚spritzen', und unter Homosexuellen verbreitet ist. Die beiden Urtypen des HI-Virus unterscheiden sich an sich kaum, der Verlauf von Typ 2 kann als langsamer angesehen werden.

Als Übertragung des Virus gilt nach wie vor der Austausch von Körperflüssigkeiten. Sei es durch Bluttransfusionen mit infiziertem Blut, verunreinigte Spritzen, (ungeschützten) Geschlechtsverkehr, allgemein die Aufnahme über Haut und Schleimhaut. ‚Spitzenreiter' sind dabei Transfusionen.

2.2. Die medizinische Entwicklung und der Status Quo

Die Forschung zeigte sich zuversichtlich, doch sollte bis zum heutigen Tage aus der Hoffnung, bald ein Heilmittel gegen den Ausbruch von AIDS, zu finden, nicht bewahrheiten.

Die Forschung fischt nicht vollends im Trüben, Erkrankte können durchaus behandelt werden, auch kann der Krankheitsverlauf verzögert und gemildert werden. Von Heilung ist die Menschheit jedoch noch ein ganzes Stück entfernt (Chance, Stand der medizinischen Forschung).

Auch ist es der Medizin gelungen bei der Entwicklung von Produkte gut voranzukommen, die einer Infektion vorbeugen. Nach derzeitigen Erkenntnissen bietet der Pharma-Markt bis dato rund zwanzig Grundstoffe um diese Krankheit zu behandeln.

Die Forschung belässt den Stand der Dinge natürlich nicht dabei, es wird nach wie geforscht und weitere Produkte befinden sich in der Entwicklung (Chance, Stand der medizinischen Forschung). Vorrangig ist dabei nicht nur, den Körper derart zu stärken, dass das Immunsystem besser gegen Angriffe vorgehen und sich der Körper stärker zur Wehr setzen kann.

Das Ziel dieser Forschungen ist zum einen die Beantwortung der Frage, ob das Immunsystem entsprechend angeregt werden kann und andererseits auch die Belastung durch und mit Viren im menschlichen Körper gesenkt werden kann.

Hier bewegt sich die Forschung im Bereich der Gentherapie und Schutzimpfungs-Forschung. Die Hauptproblematik, die die Zuversicht der Forscher, die vor Jahrzehnten noch herrschte, immens gedämpft hat, ist schlichtweg die Tatsache, dass das Virus über eine enorme Fähigkeit der Mutation verfügt, viele Mischtypen auftreten und sich das Virus sozusagen ständig ‚in genetischer Bewegung' befindet (Chance, Stand der medizinischen Forschung).

2007 gab es einen mehr als herben Rückschlag für die Forschung, als ein vermeintlicher Impfstoff, der zuversichtlich entwickelt worden war, die Anfälligkeit für eine Erlangung mit dem HI-Virus noch verstärkte. Auch weitere ernüchternde Versuche folgten.

Hoffnungen, in den nächsten Jahren eine Heilung oder eine ultimative Prävention zu finden, wurden ad acta gelegt.

Sie liegen nun darauf, den Krankheitsverlauf milder zu gestalten und auch das Ansteckungsrisiko durch einen Infizierten für andere zu senken. Die Viruslast an sich soll verringert werden um dies zu bewerkstelligen.

Zweites spielt auch enorme Rolle bei der Übertragung von Mutter auf Kind, sei es durch die Schwangerschaft selbst oder auch das Stillen. Die Senkung der Viruslast bedeutet dabei ein Herabsetzen der Virenzahl in der entsprechenden Körperflüssigkeit. Bisher kann also nicht davon ausgegangen werden, das Virus komplett in den Griff zu bekommen und auszumerzen, jedoch existieren Möglichkeiten, die Ansteckungsgefahr und somit auch weitere Verbreitung einzudämmen. Durch spezielle Untersuchungen wird dabei die Anzahl der Viren überprüft, dies geschieht im Zuge der antiretroviraler Therapien.

Ebenso spielt die Entwicklung von Medikamenten eine Rolle, die den menschlichen Kreislauf nicht noch mehr durch gravierende Nebenwirkungen belasten (Chance, Stand der medzinischen Forschung).

1996 sollte der Start für eine neu-artige Behandlung sein, der sogenannten HAART-Therapie („hochaktive anti-retrovirale Therapie"). Als HAART-Therapie gilt, wenn ein Erkrankter eine Kombination aus mindestens drei anti-retroviralen Stoffen erhält (Sterne und al).

Mit ihr ist es der Medizin gelungen, die Viruslast zu senken und den Krankheitsverlauf positiv zu beeinflussen. Neben teils gar der Ausheilung mancher Krankheitsbilder bei AIDS stehen diesem aber die genannten, teils enormen Nebenwirkungen gegenüber.

2.3. Umgang mit HIV und AIDS – womit Betroffene zu kämpfen haben

Neben vielen Hoffnungen und Ängsten, mehr oder schlechtem gesundheitlichen Zustand stehen die Betroffene noch vor einer Menge mehr an Problemen.

Krankheiten führen nicht selten auch in finanzielle Sackgassen und Notlagen – der Erkrankte greift nach jedem Strohhalm, durch AIDS ausgelöste Krankheiten werden zusätzlich durch ihre Behandlung zu einer finanziellen Belastung, die es zu bewältigen gilt.

Die Suche nach Hilfe gestaltet sich oftmals nicht nur in diesem Punkt sehr schwer und es besteht definitiv die Notwendigkeit an entsprechenden Anlaufstellen. AIDS-Erkrankten haftet auch nach wie vor immer noch, wenn auch vielleicht nicht mehr derart massiv, ein Stigmata an. Die Gesellschaft ist teils über vorsichtig, betreibt Vermeidungsverhalten (Chance, Hilfe in Notlagen).

Das Leben weiter zu führen, nach Möglichkeit wie bisher, am sozialen Alltag teilzunehmen usw, ist für an AIDS Erkrankte ebenso schwer wie für andere Nicht-Gesunde, doch tritt schlichtweg das Problem der Ausgrenzung aus der Gesellschaft auf. Bei aller Aufgeklärtheit zeigt sich die Umfeld doch zurückziehend, ablehnend, oft auch verständnislos, abwertend und vorverurteilend.

Diese zusätzliche seelische Belastung darf nicht unterschätzt werden, denn selbst wenn ein Betroffener im Rahmen seiner Arbeit und seines nahen Umfeldes Unterstützung erfährt, können Außenstehende doch ebenfalls sehr großen Schaden anrichten.

Skepsis gegenüber AIDS-Kranken ist nicht selten, wird allerdings auch gerne tot geschwiegen – es wird nur eine distanziert-dicke Luft spürbar.

Logische Folge nach Auftreten und Erkennen dieser Krankheit waren nicht nur Hilfestellen, sondern auch die Gründung von Selbsthilfegruppen – hier finden Betroffene oftmals das Verständnis, dass sie in dieser schweren Lebensphase voller Angst, Hoffnung und Beschwerden auch dringend benötigen (Chance, Hilfe in Notlagen). Solidarität und keine Anfeindungen ist für psychische Stärke dieser Menschen wichtig.

Unnötig eigentlich zu erwähnen, dass zusätzlich seelischer Stress sich auch auf das neuronale und hormonelle System des Körpers auswirkt, verminderte Serotonin- und Melatonin-Ausschüttung sind im Kreislauf wiederum nachteilig für das eh schon geschwächte Immunsystem.

Ämtergänge usw - diese anfänglichen Belastungen werden irgendwann zur Routine, doch wird Unterstützung, besonders in der Anfangszeit benötigt. Die seelische Stütze ist jedoch dauerhaft noch wichtiger (Chance, Hilfe in Notlagen).

Eigentlich sollte nach all den Jahren ein anderer Umgang mit Erkrankten vorausgesetzt werden können, das ist jedoch nicht der Fall. Vieles wird schlichtweg nur nicht mehr derart ‚laut‘ ausgesprochen und an die ‚große Glocke gehängt‘.

Die Ausgrenzung geschieht mitunter still und leise (von Leszczynski).

Offener Umgang mit ihrer Krankheit scheint für die Betroffenen in unserer Gesellschaft nach wie vor scheinbar unmöglich, es finden nach Angaben Betroffener nach wie vor in fast allen Lebensbereichen Diskriminierungen statt (von Leszczynski). Die Stütze der sozialen Eingebundenheit, schon harmlose Umarmungen fallen weg – nicht selten fühlen sich Betroffene wie Geächtete (von Leszczynski).

Nach wie wird das Thema gern unter den Teppich gekehrt und bei aller Aufklärung sind viele Menschen schnell in ihren Vorurteilen.

Ein Erkrankter ist sicher jemand, der ohne Verhütung Geschlechtsverkehr hatte. Oder derjenige ist selbst schuld und war eben ein Junkie, der gespritzt hat. So wenden sich auch in Einzelfällen Ärzte von den Betroffenen ab (von Leszczynski), Freunde ziehen sich zurück.

An AIDS Erkrankte sind gemeldet – und im weiteren Zuge betrifft dies mitunter auch ihren Beruf. In einigen Berufsgruppen muss eine Infektion mit HIV dem Arbeitgeber gemeldet werden (speziell Nahrungsmittel verarbeitende Gewerbe) – und trotz null Ansteckungsrisiko kann diese ‚Offenbarung' oft zur Kündigung führen.

Doch sind nicht nur als schwierig zu bezeichnende Berufsbereiche betroffen, auch kann ein Erkrankter einen Job verlieren, bei dem noch weniger als keine Gefahr einer Ansteckung besteht.

Berührungsängste existieren nach wie vor und das nicht zu knapp (von Leszczynski). Dabei ist es ein Leichtes, sich entsprechend zu informieren und so Ängste abzubauen. Hierbei sei auch erwähnt, dass die Angst vor AIDS nicht wenige auch davor zurückschrecken lässt, im Fall der Fälle Erste Hilfe zu leisten. Auch dies nur aus Unwissenheit und fehlender Information.

Häufig sind schwere Depressionen aber auch Angstzustände als Begleiterkrankung bei AIDS auszumachen (Rentenversicherungsträger).

3. HIV & AIDS in der sozialen Medizin

Diese fehlende Information liegt mit Sicherheit nicht daran, dass sich Wissen nicht angeeignet werden könnte oder Informationsmaterial schwer oder gar nicht zugänglich wäre.

Die Möglichkeiten, sich aufzuklären, sind vielfältig und einer der Bereiche, denen sich die soziale Medizin widmet. Aber eben nur ein Bereich, an dem sich te ls Sozialmediziner beteiligen, ihr Schwerpunkt ist allerdings anders gelagert.

3.1. Definition der sozialen Arbeit und Bereiche

Was ist also nun unter sozialer Arbeit und sozialer Medizin zu verstehen? Im Grunde beschreibt dieser Terminus das Bewältigen des Zusammenspiel von der Behandlung, dem Umgang mit Kranken und gesellschaftlichen Hürden, die für die Betroffenen Entstehen

Die soziale Medizin setzt sich mit dem gesundheitlichen Ist-Zustand der Bevölkerung auseinander, den Folge- und gesellschaftlichen Konsequenzen. Präventiven Maßnahmen uvm.

Die Sozialmedizin kann insofern auch als Binde- und Brückenglied zwischen der Medizin zu anderen Fachbereichen betrachtet werden. Hier seien die Psychologie, Gesundheitsökonomie, die Statistik natürlich, das Sozialrecht, die Sozialarbeit und die Soziologie im Allgemeinen zu nennen (Diehl, Gebauer und Groner).

Dabei steht mitunter im Zentrum der sozialmedizinischen Forschung auch die Wechselwirkung von Gesellschaft und Validität, der Zusammenhang von Erkrankungen und sozialem Umfeld – etwa im psychischen Bereich, um ein Beispiel zu nennen.

Die Sozialmedizin greift sozusagen dort, wo entweder durch Krankheit soziale Veränderungen und/ oder Einschränkungen bewirkt werden oder auch die soziale Umgebung krankheitsauslösend wirken kann.

Ebenso fällt die Begutachtung von Krankheitsfällen hinsichtlich der Rentenfähigkeit in den Bereich der Sozialmedizin. Hierbei wird objektiv geprüft, inwieweit die Person, die Rente beantragt, auch wirklich aus gesundheitlichen Gründen nicht mehr in der Lage ist, zu arbeiten. Entsprechende Gutachten werden auf Antrag der Ämter und der Krankenkasse etwa erstellt und an diese nach Fertigstellung übergeben.

Wer als sozialmedizinischer Gutachter arbeitet und tätig wird, muss natürlich auch über entsprechende Kenntnisse und ein medizinisches Studium verfügen.

Diese Ausbildung liegt zu Grunde und wird durch eine mehrjährige Ausbildung zum Facharzt und weiter zum Sozialmediziner abgeschlossen.

Sozialmediziner müssen sich insofern damit auseinandersetzen. Welche Anforderung, welche Fragen an sie gerichtet werden. In den häufigsten Fällen ist die Dauer einer Arbeitsunfähigkeit von Interesse bzw. ob diese überhaupt vorliegt. Prognosen und Status Quo des Zustandes des Erkrankten werden beurteilt. Es werden Einstufungen vorgenommen, ob und in welchem Rahmen ein Erkrankter arbeitsfähig ist, welche Tätigkeiten gesundheitlich zumutbar sind, ob Pflegebedürftigkeit vorliegt oder ob eventuelle auch Behinderungen bis hin zur Schwerstbehinderung anerkannt werden (Diehl, Gebauer und Groner).

Die Sozialmedizin wird zu den ökologischen Gebieten des Medizinstudiums gezählt.

Dabei muss zwischen der Sozialmedizin und der medizinischen Soziologie unterschieden werden. Bei zweiter werden medizinisches Handeln sowie Gesundheitsverhalten im Zusammenhang mit gesellschaftlichen Verhaltensmustern betrachtet.

Eine Verbindung beider Richtungen, also der medizinischen Soziologie und der Sozialmedizin ist nur in Einzelfällen gegeben.

Pflege- und Krankenkassen veranlassen genannte Gutachten und der Medizinische Dienst der Krankenversicherung nimmt diesen vor – da dieses Prozedere unterliegt dem Öffentlichen Recht, fällt es ergo nicht unter die Europäische Menschenrechtskonvention. Diese Tatsache ruft mitunter viele Kritiker an diesem System auf den Plan, da eine objektive Einschätzung oftmals angezweifelt wird.

3.2. Aufgaben im Bereich HIV und AIDS und Vorgehen

Wie bereits erwähnt, können sich Sozialmediziner vielen Aufgaben widmen. Hier seien Projekte wie etwa das Schöneberg Modell in Berlin (Berlin-Online) genannt. In Zusammenarbeit mit öffentlichen Träger finden Beratungen statt, Versorgungsmöglichkeiten werden zusammen getragen, Hand in Hand gearbeitet.

Dass hier ärztlich beratende Unterstützung von Nöten ist, ist nicht von der Hand zu weisen. Sozialmediziner bewegen sich, wie bereits heraus gearbeitet wurde, an der Schnittstelle zwischen Medizin und Sozialrecht, insofern können sie durchaus auch bei nicht-kommunalen Einrichtungen für den richtigen Aufbau von Hilfsinstitutionen zur Seite stehen. Auch der Beratungsdienst der Gesundheitsämter ist mit Sozialmedizinern besetzt.

Hier bieten die entsprechenden Stellen und somit die Sozialmediziner Aufklärungsarbeit und Unterstützung und Beratung für die jeweiligen Fälle.

Übergangsweise können auch ärztliche Betreuungen vorgenommen werden, dies in Zusammenarbeit mit dem kommunalen Träger. Es wird an behandelnde Ärzte und weitere Anlaufstellen verwiesen, Möglichkeiten des weiteren Vorgehens werden dem Patienten aufgezeigt.

Im Fall von HIV und AIDS ist die Verantwortung zur Prävention, die bei diesen Trägern liegt in ihrer Wichtigkeit nicht zu unterschätzen, oft wenden sich auch Betroffene an städtische Stellen, wenn sich Fragen zur Familienplanung, finanziellen Situationen usw stellen (Berlin-Online).

Sozialmediziner befinden sich allerdings nur in absoluten Ausnahmefällen selbst in der praktischen Tätigkeit als Mediziner, so etwa beim Sozial-Psychiatrischen Dienst, wenn für einen sehr schweren Fall absolut kein Arzt verfügbar oder ein die Möglichkeit einer stationären Behandlung möglich ist.

Ein weiteres Tätigkeitsfeld der Sozialmedizin ist die Teilnahme an Fort- und Weiterbildungsmaßnahmen, bei denen die Sozialmediziner als unterrichtende Personen auftreten (Nüchtern). Im Rahmen ihrer ärztlichen Tätigkeit für Kranken- und Rentenversicherung, Bundesagentur für Arbeit oder auch der Versorgungsverwaltung ist es auch an ihnen, ihr Wissen und ihre Erfahrungen an jene Ärzte weiter zu geben, die sich für die Weiterbildung in die Sozialmedizin entschieden haben (Nüchtern).

Nun zum gewichtigsten Part der Arbeit eines Sozialmediziners: Es gilt für den Sozialmediziner, die Leistungsfähigkeit und den Gesundheitszustand jener Person, die begutachtet werden soll, objektiv einzuschätzen.

Hierfür bedarf es vorab natürlich entsprechender ärztlicher Unterlagen über den Krankheitsverlauf jenes Patienten, Diagnosen usw. Diese werden vom Sozialmediziner geprüft, eventuell chronische Leiden werden auf ihren aktuellen „Stand" hin untersucht. Der Sozialmediziner legt, um es salopp zu formulieren, selbst Hand an.

Es ist an ihm, schlussendlich festzustellen, on und inwieweit ein Patient dem Arbeitsmarkt zur Verfügung stehen kann oder auch welche Rehabilitationsmaßnahmen etwa getroffen werden sollen/müssen. Im weiteren Verlauf entscheidet Letztgenanntes auch darüber, inwieweit die Kosten für eine rehabilitierende Behandlung übernommen und ‚abgesegnet' werden. Der Sozialmediziner trägt maßgeblich zur Entscheidung bei, was nötig und was möglich ist.

Im Fall von AIDS ist es nun an sich nicht einfach. Ein einmaliges Überprüfen des aktuellen Gesundheitszustandes des Patienten reicht natürlich nicht aus. Um AIDS als ausgebrochen zu diagnostizieren, muss eine der entsprechend, entzündlichen und das Immunsystem betreffenden Krankheiten bereits einmal zum Ausbruch gekommen sein (Rentenversicherungsträger).

Da im Falle einer immunologischen Grunderkrankung der ganze Blutkreislauf betroffen ist, können sich Sozialmediziner nur unter Mithilfe weiterer Fachärzte (jeder Sozialmediziner hat sein Fachgebiet, wie bereits erwähnt wurde) ein wirkliches Bild über den Zustand des Patienten machen.

Weitere Ärzte wie Kardiologen, Pneumologen, Psychologen, Orthopäden usw. können und müssen unter Umständen hinzugezogen werden (a Rentenversicherungsträger).

Wie jeweils vorgegangen wird ist von der bisherigen Krankengeschichte des AIDS-Erkrankten abhängig. Für eine fundierte Aussage über den derzeitigen Gesundheitszustandes sind also oftmals viele weitere aktuelle Untersuchungen und Befunde nötig (a Rentenversicherungsträger).

Nun sind eine Infektion mit dem HI-Virus und auch der Ausbruch von AIDS kein Arbeitsunfähigkeitsurteil. Oftmals sind sicher längere Krankphasen zu erwarten, doch an sich können auch an AIDS erkrankte Menschen am Arbeitsleben weiterhin teilnehmen.

Wie weit ihnen dies möglich ist, hängt natürlich von ihrer Gesamtkonstitution ab und muss entsprechend des Krankheitsverlaufes auch immer wieder aufs Neue überprüft werden (Rentenversicherungsträger).

Diffiziler wird es, führt diese Krankheit zu einer schweren Depression oder Angstzustände. Eine Infektion mit HIV und der Ausbruch von AIDS sind, wie weiter oben beschrieben, oftmals von sehr unschönen Begleiterscheinen, besonders im sozialen Umfeld geprägt.

In diesem Fall muss natürlich ein Psychiater hinzu gezogen werden, sofern das psychische Krankheitsbild derart einschneidend auf den Patienten wirkt, dass es seine Teilnahme am Arbeitsleben negativ beeinflusst.

Ausschlaggebend für ein entsprechendes Gutachten sind dabei die bisherigen ärztlichen Befunde, das aktuelle Krankheitsbild und aktuelle Beschwerden, bisher durchgeführte und auch laufende Therapien und ein Überblick über eventuelle Beeinträchtigung im Arbeits- und Freizeitleben (Rentenversicherungsträger). Die positive Wirkung der HAART-Therapie liegt, wie ebenfalls bereits beschrieben, in einer Senkung der Virenlast und einer niedriger Infiziösität des Betroffenen.

Doch sind es gerade die Folgen der Nebenwirkungen der HAART-Therapie, die eine Begutachtung für die Kranken- bzw. Rentenkasse über die derzeitige Arbeitsfähigkeit eines Patienten nötig erfordern (Rentenversicherungsträger).

Um eine umfassende Beurteilung abgeben zu können, reichen diese bisher von Sozialmediziner ermittelten und zusammengetragenen Daten noch nicht aus. Er muss sich ebenso damit auseinander setzen, welche Belastung ggfs. durch den Arbeitsplatz per se vorhanden sind. Hierbei wird eine genaue Beschreibung der ausgeübten Tätigkeit benötigt. Ebenso spielen bisherige Fehlzeiten eine Rolle bei der Erstellung des Gesamt-Gutachtens (Rentenversicherungsträger).

Befindet sich die Krankheit in den Stadien A und B, kann im Normalfall davon ausgegangen werden, dass Arbeitsfähigkeit in einem gewissen, je nach Fall natürlich anders gelagert, vorhanden und zumutbar ist.

Liegen jedoch auch hier Beschwerden wie schwere Depressionen, eine Polyneuropatie oder Lipodystrophie in einem gewissen Ausmaß vor, ist auch hier von einer Arbeitsunfähigkeit auszugehen.

Stadion C der Krankheit kann ebenfalls noch leichte Arbeiten, in manchen Fällen auch in einem Rahmen von bis zu sechs Stunden täglich, zulassen.

Ion allen Stadien der Krankheit gilt allerdings, dass eine stationäre Behandlung stets ins Auge gefasst werden sollte (Rentenversicherungsträger).

3.3. Zusätzlicher Herausforderung durch Zuwanderungen

An sich mag dies nur wie ein Randthema erscheinen, doch bei näherer Betrachtung wird deutlich, dass dieser Aspekt durchaus von Belang ist. Gerade in Zeiten eines enormen globalen Wandels, damit verbundenen Problemen der Asylpolitik und Flüchtlingswellen ist auch stets die Gefahr der illegalen Einwanderung gegeben.

Insbesondere jene Menschen sind dann im Falle einer bereits bestehenden HIV-Infektion oder bereits ausgebrochener Krankheit gefährdet, kann ihnen - und auch ihrem Umfeld bezügl. etwaiger Ansteckungsgefahr – nicht adäquat geholfen werden (Berlin).

Im besten Fall wenden sich die Menschen an die kommunalen Stellen, an die Gesundheitsämter und deren Mitarbeiter. In solchen Fällen kann geholfen und beraten werden (Berlin).

Da im Falle einer illegalen Einwanderung kein Recht auf medizinische Hilfe besteht, ist nicht nur das Leben und die Gesundheit der bereits Erkrankten in Gefahr, sie stellen leider auch eine Gefahr für Gesunde dar. Viele illegale Einwanderer leben schon seit vielen Jahren oder gar Jahrzehnten unbemerkt in Deutschland, was die Gefahr für diese Menschen natürlich nicht verringert (Berlin).

Hierfür einen sozialen Boden zu schaffen, der dies bewältigt, zählt nicht zum Arbeitsfeld der Sozialmediziner, kann aber in der Folge natürlich zu deren werden.

Eine erhöhte legale Einwanderung und ein höheres Asylaufkommen sind natürlich potentiell mit einem immensen Mehr an Begutachtungen durch Sozialmediziner verbunden, speziell wenn es sich um Zuwanderungen aus Ländern handelt, in denen eine bestimmte Krankheit, wie etwa AIDS stark verbreitet ist.

4. Fazit

Der Beruf als Sozialmediziner kann sehr umfassend sein und im Falle von AIDS muss mit besonders Sorgfalt herangegangen werden. Es gilt vieles abzuwägen und genau im Auge zu behalten.

Auch muss sich ein Sozialmediziner seiner Arbeit sehr bewusst sein, auch wenn er in den Augen vieler ‚der Feind' ist. Es ist seine Aufgabe für eine gerechte Aufteilung mit Sorge zu tragen, die Kranken zu ihrem Recht verhilft und nicht jenen Vorteile verschafft, bei denen es nicht angemessen scheint. Gerade im Fall von AIDS ist es dabei auch von großer Wichtigkeit, den Wissensstand auf dem Laufenden zu halten und in einem größeren Rahmen zu denken, da sich diese Krankheit nun einmal auf vielerlei Arten und Weisen zeigen und zuschlagen kann.

Literaturverzeichnis

Barré-Sinoussi, F. und J.C. Chermann. „Isolation of a T-lymphotroniretrovirus from a patient at risk for acquired immune deficiency syndrom (AIDS)." <u>Science</u> o.A.. 05 1983: 868-871.

Chance, Gib AIDS keine. „Hilfe in Notlagen." o.A.. o.A. o.A. <u>Gib AIDS keine Chance.</u> 10. 02 2016 <https://www.gib-aids-keine-chance.de/wissen/aids_hiv/hilfe_in_notlagen.php>.

—. „Stand der medzinischen Forschung." o.A.. o.A. o.A. <u>Gib AIDS keine Chance.</u> 10. 02 2016 <https://www.gib-aids-keine-chance.de/wissen/aids_hiv/stand_der_medizinischen_forschung.php>.

Diehl, Rainer G., Erika Gebauer und Alfred Groner. <u>Kursbuch Sozialmedizin - Lehrbuch zum Curriculum der Bundeärztekammer.</u> o.A.: Deutsche Ärztekammer, 2011.

Gallo, Robert. „Pressekonferenz." ORF, 23. 04 1984.

Hooper, Edward. „Aidsirogins - Documentary." o.A.. o.A. o.A. <u>Aidsorigins.</u> 10. 02 2016 <http://aidsorigins.com/sections/documentary>.

Lehnen-Beyel, Ilka. „Der Werdegang des HI-Virus." 27. 06 2008. <u>Bild der Wissenschaft.</u> 08. 02 2016 <http://www.wissenschaft.de/home/-/journal_content/56/12054/1006952/>.

Rentenversicherungsträger, Verband deutscher. <u>Sozialmedizinische Begutachtung für die gesetzliche Rentenversicherung.</u> Frankfurt: Springer, 2003.

Sterne, J. und et al. <u>Long-term Effect of HAART in Preventing AIDS and Death Compared with No Treatment and with Dual Therapy: The Swiss HIV Cohort Study.</u> Boston, 2005.

von Leszczynski, Ulrike. „HIV-positriv in Deutschland: Nicht verhütet, oder was?" 18. 07 2014. <u>Spiegel.</u> 08. 02 2016 <http://www.spiegel.de/gesundheit/diagnose/hiv-positive-erleben-in-deutschland-noch-immer-diskriminierung-a-981792.html>.

BEI GRIN MACHT SICH IHR WISSEN BEZAHLT

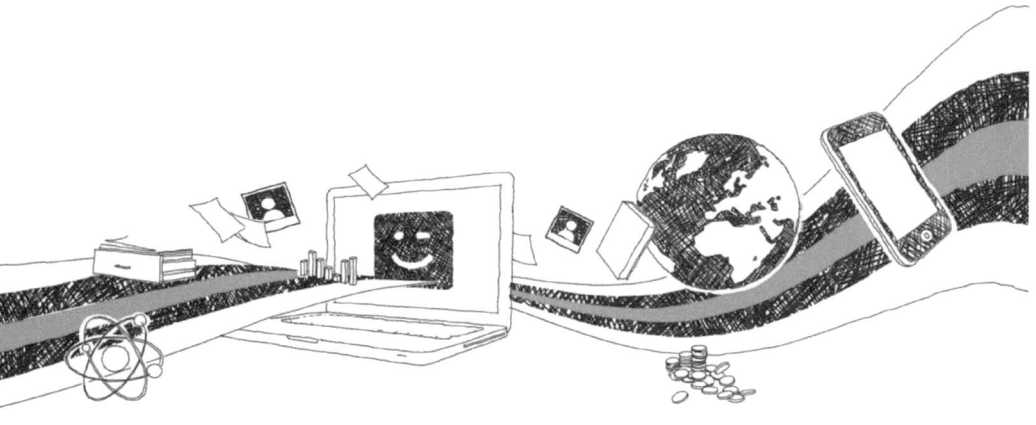

- Wir veröffentlichen Ihre Hausarbeit, Bachelor- und Masterarbeit

- Ihr eigenes eBook und Buch - weltweit in allen wichtigen Shops

- Verdienen Sie an jedem Verkauf

Jetzt bei www.GRIN.com hochladen und kostenlos publizieren

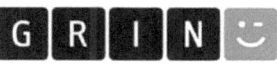